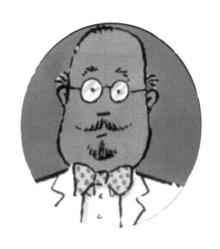

吃喝拉撒的健康

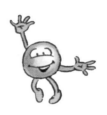

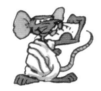

［英］史蒂夫·帕克尔　著　　［英］罗伯·肖恩　绘

左娇蕾　译

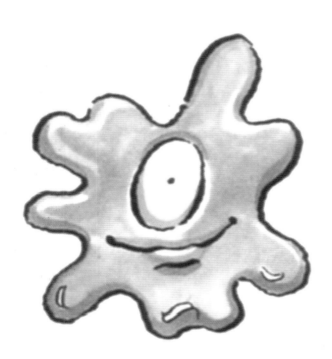

U0370316

科学普及出版社
·北京·

图书在版编目(CIP)数据

吃喝拉撒的健康 /（英）帕克尔著;（英）肖恩绘;
左娇蕾译. -- 北京：科学普及出版社，2013
（有趣的科学绘本）
书名原文：Professor Protein's
Fitness，Health，Hygiene and Relaxation Tonic
ISBN 978-7-110-07335-3

Ⅰ.①吃… Ⅱ.①帕… ②肖… ③左… Ⅲ.①保健—
儿童读物 Ⅳ.①R161-49

中国版本图书馆CIP数据核字（2012）第216692号

出 版 人　苏　青
策划编辑　肖　叶
责任编辑　郭　璟
封面设计　阳　光
责任校对　林　华
责任印制　马宇晨
法律顾问　宋润君

科学普及出版社出版
北京市海淀区中关村南大街16号　邮政编码：100081
电话:010-62173865　传真:010-62179148
http://www.cspbooks.com.cn
科学普及出版社发行部发行
北京盛通印刷股份有限公司印刷
*
开本:630毫米×870毫米 1/8 印张:6 字数:100千字
2013年1月第1版 2013年1月第1次印刷
ISBN 978-7-110-07335-3/R · 802
印数:1—10000册 定价:19.80元

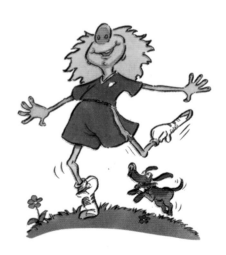

Nº 2 目　录

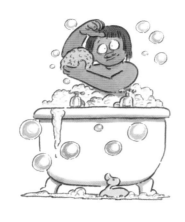
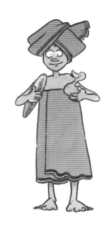
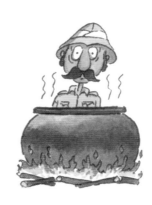

蛋白质教授的建议和忠告
个人卫生

蛋白质教授的建议和忠告
健康的饮食

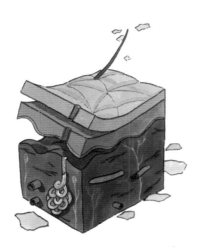
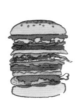
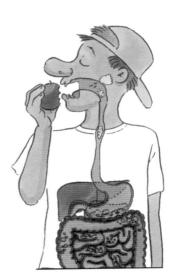

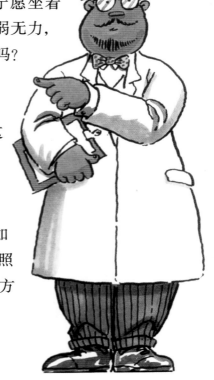

你是不是浑身脏兮兮的臭气熏天？你的衣服是不是在20年前洗的？你是不是在吃变质的肉，喝地沟水？是不是整天不停地放屁？你是不是喜欢宁愿坐着也不去运动和锻炼？你的肌肉是不是软弱无力，你是不是满口蛀牙？你讨厌这些问题吗？

你的回答是"是"吗？那么这本书就是为你准备的。

蛋白质教授知道如何健身、如何保持健康和卫生、如何放松。按照本书的指导方针，每天采用他的方法，就不会出错。现在开始吧！

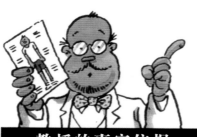

教授的事实依据

这里面讲的是对现象的解释，就是你身体各部位是如何起作用的？

忠告和建议

这里面是一些能帮助你获得成功和财富的好建议。

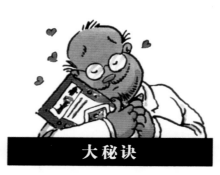

大秘诀

这里还有更多的好建议能帮助你找到像成功和财富一样重要的快乐。

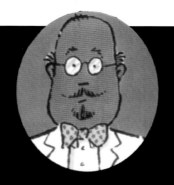

运 动

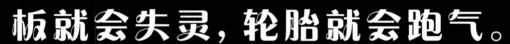

当你不在乎对自行车的保养时，它就会生锈，车轮和踏板就会失灵，轮胎就会跑气。而当你不在乎自己的身体保健时，他不会生锈。但是你会发现，你的关节僵化，肌肉和骨骼虚弱无力。所以，要好好照看自己，多健身，保持活力和好心情。

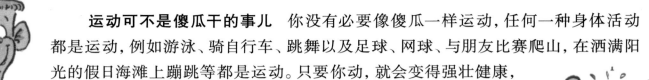

运动可不是傻瓜干的事儿　你没有必要像傻瓜一样运动，任何一种身体活动都是运动，例如游泳、骑自行车、跳舞以及足球、网球、与朋友比赛爬山，在洒满阳光的假日海滩上蹦跳等都是运动。只要你动，就会变得强壮健康，尤其是当你经常运动，使全身肌肉得到锻炼，并且达到气喘嘘嘘的运动强度时，效果会更好。但是，如果你懒得动，比如电视迷，那么你的身体很快就要开始受苦。如果你不运动，就会变得一团糟。

忠告和建议
慢慢加速

开始时，运动量不要太大，制订的锻炼计划不要太夸张，慢慢地开始。可以向体育教练等有经验的人那里咨询锻炼建议。经过数天甚至数周时间，循序渐进地改善健康状况。通过这种方式，你会很快改地善你的运动技巧、肌肉强度和协调性。另外，你可能会不再需要去医院治疗了。

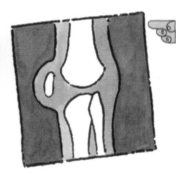

关节僵硬、疼痛

骨骼由关节连接，如果关节不经常运动和弯曲，它们便开始僵硬。很少活动的关节，更容易受伤，遭受扭伤的痛苦。

气喘嘘嘘，稍动就上气不接下气

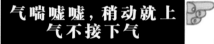

呼吸，或者说呼吸作用是一种为肌肉供电的运动。当胸腔内呼吸肌变无力时，即使正常的呼吸也会变得困难。

绵软无力的心跳

心脏是一种由强大肌肉组成的袋形泵。像任何肌肉一样，心脏从运动中受益，运动时它会跳动得更强健、更快。如果心脏不能经常得到锻炼，它将变得绵软无力。

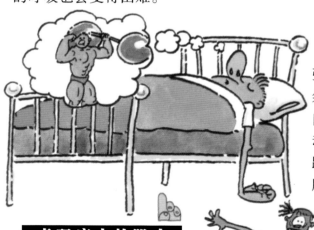

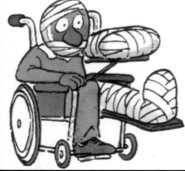

虚弱瘦小的肌肉

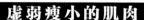

不经常用的肌肉会变薄，变得虚弱瘦小。它们将会更快疲劳，更易于紧张甚至撕裂。

脆弱的坏骨头

骨头需要运动以保持强壮稳固，不然脆弱的骨头一不小心就需要拐杖和石膏的固定了。

不要过度运动！ 许多著名的世界冠军，总是通过大量训练来提高成绩。他们要更强，带着打破世界纪录的梦想而运动，可是他们却忽视了生活的其他乐趣，如观看太阳升起时的美丽景色，这是不健康的。另外，当身体的某一部分被经常使用并超过它的自然极限时，会发生过度损伤。当你运动量增加，变得更加强壮时，要时时关注你身体信息的警告。腿疼吗？胳膊刺痛吗？不要忽视了这些问题，要认真处理它们。

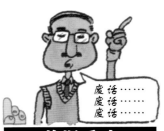

单调乏味

迷恋某些东西的人可能会觉得厌烦乏味，像集邮或收藏，运动也一样。那些不喜欢任何事情的人也很痛苦。

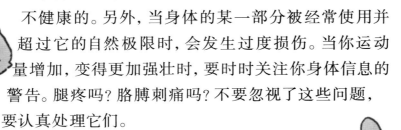

教授的事实依据
做有氧运动

有氧运动是一种长时间消耗大量氧气的运动。为了从空气中得到更多氧气，你的肺需要更深、更快地呼吸。为了将血液中更多氧气输送到肌肉中去，你的心脏需要更有力快速地泵血。所有这些活动对于呼吸和心脏的肌肉都是有好处的。

大秘诀
获得快乐

使运动成为你一周常规活动的一部分。选择一些不需要太费周折或长途跋涉便能进行的运动。与其他人一块儿做并以此结交朋友。总之，要从运动中获取快乐，这样你会更加乐于坚持下去，并能做得更好。

错误的示范

如果你的活动需要专门的衣服或器材，那就试着得到它。你可以借用或者去健身俱乐部，可以省钱。准备好运动用品总比运动时遭受意外或伤害好多了。你不会穿高跟鞋登山的，对吧？

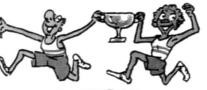

过度运动

一辆车在报废前只能走一定的距离——虽然我们大多数人从来没有达到这个上限，但关节往往首先会显示出磨损的迹象。如果关节被扭曲到不自然的状况，很快会发生磨损。

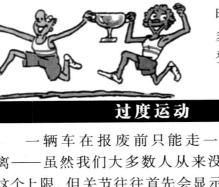

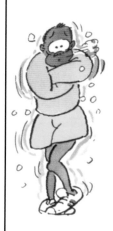

开始剧烈运动前先进行热身运动 在大赛前选手们会进行慢跑、伸展运动,这可不是作秀,这是热身的时间。轻微的运动可以放松肌肉、活动关节、调整心跳和呼吸。热身运动不只适用于明星,它适用于任何做运动的人。热身运动帮你在真正开始活动时,不会拉伤肌肉、扭伤关节或很快气喘嘘嘘。热身运动也是运动前检验身体是否出现拉伤等小问题的途径。这里有几个进行热身运动的动作。

头颈运动

将头慢慢地从一边转向另一边,逐渐加快速度。把下巴贴到胸前,慢慢抬起,昂首看天。重复运动几次。

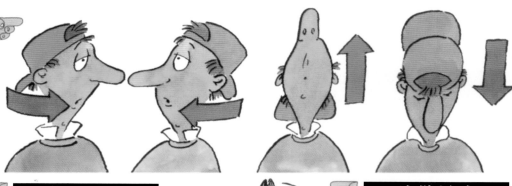

体侧运动

立正站直,双脚慢慢分开,两臂下垂。两腿伸直,将脊柱弯曲到左边,左手贴到左腿。回到立正姿势,向右边做同样的动作,重复运动几次。

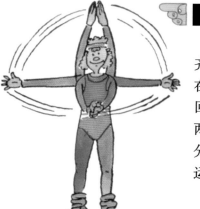

胸臂运动

两臂平伸,与肩齐平,摆动两臂使手在胸前接触。再分开回到两边,然后摆动两臂在头顶接触。再分开回到两边,重复运动几次。

下肢运动

立正姿势,右腿向前迈出,左腿向后伸展,右腿向前屈曲,做弓箭步,保持几秒钟。回到立正姿势,再左腿向前迈出,重复运动几次。

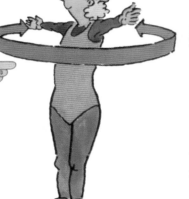

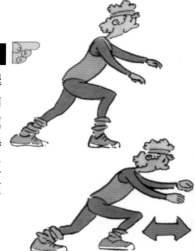

转体运动

立正站直,紧并双脚,两臂水平伸直。从颈部到臀部转动到一边,同时两臂向后摆动。再从后面摆到前面,另一边也照此做,重复运动几次。

运动后如何完全放松

要平静下来但是也别冻着。　在剧烈运动后，再花几分钟放松下来。慢跑，试着做伸展和躯体运动，你的身体将逐渐变得更加柔和。不要突然停下来，转而静止不动。也不要试图变得太"放松"。运动使你发热，而身体出汗、脸红、皮肤红晕等都是机体冷却的反应。这些过度反应可能使身体过冷、体寒、颤抖。这可能导致低温，进而引发分泌系统紊乱和严重疾病。

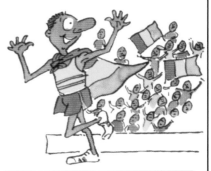

温柔的慢跑

慢跑是一种良好的使人平静下来的活动，它使肺能及时得到氧气，心脏及时得到供血。同时，仍旧保持轻微的活动。

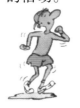

闪耀的太空毯

在极端条件下，如在冷天跑马拉松，一张太空毯就派上了用场。它由很薄的金属片组成，可以将身体热气反射回去。它穿起来像个斗篷，可以防止你太冷，也不影响活动。

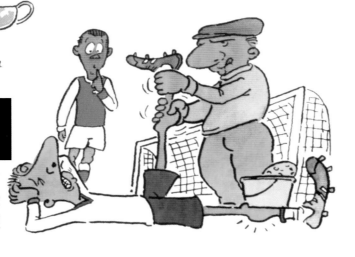

教授的事实依据
啊！抽筋了！

抽筋是你的肌肉突然无法控制地紧张和收缩。肌肉变硬变紧并且很痛。抽筋通常是因肌肉打破以往习惯过度疲劳或保持一种别扭的姿势所引起的。为了恢复，你可以轻轻揉搓按摩肌肉，同时轻轻伸展受影响的部位。

忠告和建议
工具护理

在运动或活动之后不要把你所有的衣服和器材放到包里，直到下次运动才想到它们。确保运动用品清洁干燥。臭鞋、破袜子、烂短裤以及馊T恤可不是你想要的。

全身抖动

通过摇动你的手臂使其冷却下来。这个动作能使肌肉放松，关节放松，正常的血液流动恢复到你身体的其他部位。慢慢弯曲脖子和背部，采用同样的方式抖动你的腿，一次只抖动一个部位。

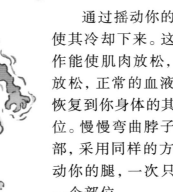

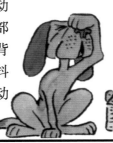

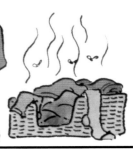

力量处于三项机能的首位 高水平的运动员和球员知道健壮和健康的三项机能分别是：力量、柔韧性和耐力。力量主要依赖于你的肌肉，肌肉能收缩变短。每个人主要的肌肉数量都是相同的，它们被称作骨骼肌，它们拉动骨头进行活动。运动不能给你更多的肌肉，不过，它会使你现在的肌肉更强壮，不易受伤和疲劳。

1 肌肉群

肌肉很长，中间膨起。它的椎体部分在像绳索一样的肌腱处终止。肌腱牢牢地固定在骨头上。

2 纤维束

肌肉分成很多束，被称为肌束。每一束包含100~200条细小类似细绳的肌肉纤维，被称作肌红蛋白纤维。

3 肌肉纤维

这是一种单个可长达0.1毫米的细胞。大的肌肉有更多的纤维，一条大的腿部肌肉有1000条纤维，加起来可长达30厘米。小的肌肉有20条纤维，只有几毫米长。

4 肌 束

每一条肌肉纤维都是由更小更细的被称作肌束的部分所组成。每一条肌束则是由更小的部分——肌肉纤维所组成。肌肉纤维是巨大的蛋白分子，包括肌动蛋白和肌球蛋白。

5 肌肉球蛋白和肌动蛋白

厚的肌肉纤维是肌球蛋白，薄的是肌动蛋白。这些单纤维通过数以百万计的微观拉动和相互间的滑动，结果整个的肌肉变短，从而拉动了它们连接的骨头。

教授的事实依据
无数的肌肉

每个人都有大约640块骨骼肌（加上如心脏、肠子等器官其他种类的肌肉，教授将在后面解释）。每一块肌肉都有科学的名称。人体最大的肌肉是臀部的臀大肌。最小的肌肉则是像头发一样细的位于耳朵深部的镫骨肌。

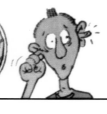

肌肉是强壮的，不过它们也可能出问题 一个瘦弱多病的人，整个体重的1/3是由单薄软弱的肌肉组成的。而一个强壮超级健美的人，整个体重的大约一半是由起伏的肌肉所组成的。健硕的体型和额外的能量来自于每条肌肉内更厚实的纤维。然而，肌肉需要小心锻炼，逐渐增强力量。如果你急于求成，你的肌肉及周围组织可能遭受扭伤、拉伤或撕裂等损伤。

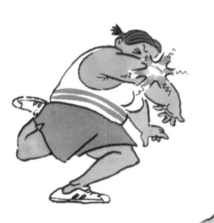

肌肉拉伤

肌肉的过度劳累将其拉伸过度，撕裂其中一些细小纤维。这可能使肌肉摸起来虚弱纤细，活动时会很痛。治疗方法就是休息、按摩以及用绷带或胶带绑住。

疝 气

它是内部软组织——像肠子一样的凸起，它可能穿过肌肉或在肌肉层间形成皮下肿块。疝气发生在脐周或腹股沟等比较薄弱的部位。疝气可能影响所有年龄段的人——而不只是老人。

教授的事实依据
肌肉小鼠

肌肉的英文 *muscle* 一词来自于古拉丁语 *musclus*，它的意思是小鼠。强壮肌肉的起伏凸起看起来就像小鼠在皮肤下面跑。

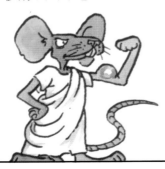

肌腱拉伤

如果身体的某一部分被猛烈地移动，这种扭曲可能撕裂连接肌肉和骨骼的绳状纤维，这种纤维称为肌腱。如果肌腱从骨头上的固定点上撕下来，这会很严重，可能需要治疗手术。

忠告和建议
更多的技巧，更大的肌力

刻苦的力量和肌肉训练是很有用的，不过技术、协调、平衡和技巧也有用。训练过举重的矮小的人要比没训练过的高大的人能举起更重的物体。

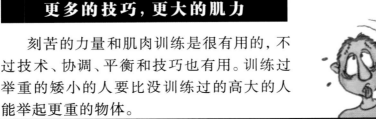

触诊内部　摩天大厦是由钢质骨架(一种梁和金属盘组成的支撑结构)支撑的。我们的身体也是由骨架支撑的，只是我们的骨架是由骨头(骨头重量是同体积钢铁的1/10，却几乎和钢铁一样坚固)构成。不同于大厦的生硬焊接点，骨头之间的大部分关节是柔韧的。骨头也需要来自于健康食品的矿物质和营养。

忠告和建议
健康的骨头

骨头不是干燥毫无生机的。它们由血管、神经和其他系统供应养分，是活生生的。运动使它们更强壮更健康，好的饮食也能达到这样的目标。

教授的事实依据
没有孤立的骨头

人体骨架有206块骨头。最大的是股骨。最小的是耳内的镫骨。超过一半的骨头(106块)在脚部、腕部、手部和脚踝部。

大秘诀
坚持运动

骨头总是为了应付每一天的扭曲和压力而变化。没有这种变化骨头会变得脆而易碎，很容易在无意的颠簸下断裂。因此，要维持骨头的运动。

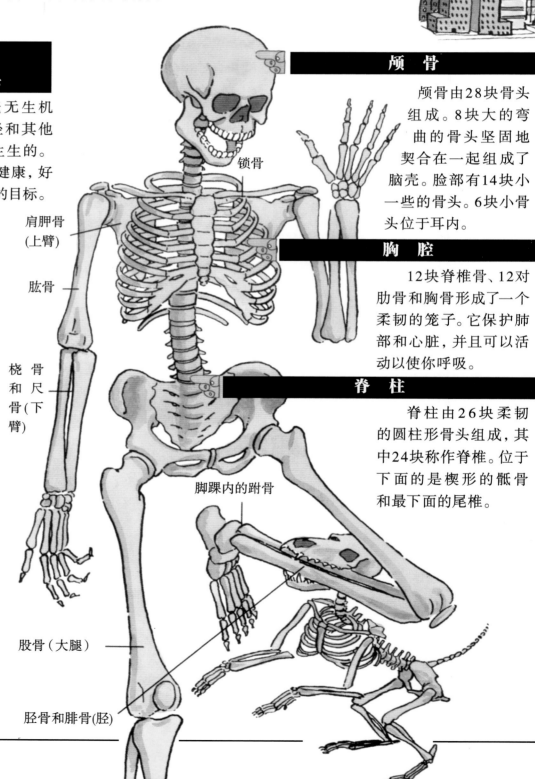

锁骨

肩胛骨(上臂)

肱骨

桡骨和尺骨(下臂)

脚踝内的跗骨

股骨（大腿）

胫骨和腓骨(胫)

颅　骨

颅骨由28块骨头组成。8块大的弯曲的骨头坚固地契合在一起组成了脑壳。脸部有14块小一些的骨头。6块小骨头位于耳内。

胸　腔

12块脊椎骨、12对肋骨和胸骨形成了一个柔韧的笼子。它保护肺部和心脏，并且可以活动以使你呼吸。

脊　柱

脊柱由26块柔韧的圆柱形骨头组成，其中24块称作脊椎。位于下面的是楔形的骶骨和最下面的尾椎。

柔韧+灵活=柔韧灵活

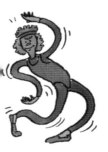

三项机能能力的第二项是柔韧灵活性 这包括骨头间的关节的活动。每个关节有自己的位置，就像合页或滚珠。在没有僵硬或疼痛的情况下，在运动的自然幅度内，健康灵活的关节是可以伸曲自如的。良好的锻炼可以使关节柔韧灵活。不正确的运动通过扭曲或不自然的方式弯曲关节，可能引起扭伤甚至脱臼。下面的一些方法将告诉你如何锻炼这些关节，如何到老都能保持它们的灵活性。

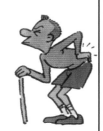

大秘诀
扭伤痛

扭伤发生在关节超过正常运动限度的伸展、牵拉或弯曲时。韧带和关节囊拉出、肿胀和疼痛，甚至可能撕裂。主要的治疗方法是休息并利用支持带或不太紧的绷带。许多扭伤发生在关节被猛烈扭曲或被别人用力击打时。

不要盲目运动，应通过科学、积极的训练来避免扭伤带来的疼痛。

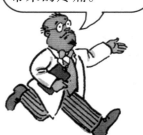

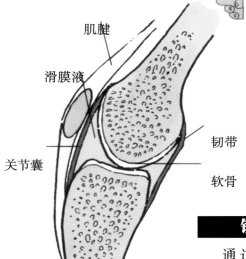

肌腱
滑膜液
关节囊
韧带
软骨

关节内部

有时关节会发生损伤，因为你的关节包括一些易碎的部分，这些部分可能会因为过度使用而被损伤。软骨是一种覆盖在骨端帮助关节平滑移动的物质，可能会被突然地扭曲所撕裂。我们应该避免过度使用关节，以确保它们移动自如。

铰链关节

通过弯曲肢体锻炼这些关节，如你的肘部、膝盖，以使它们保持灵活。铰链关节只能朝一个方向前后移动。

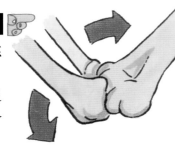

滑动关节

两块表面平整的骨头可以相对滑动，像脚部或腕部。虽然这种关节的活动幅度很小，但仍旧需要锻炼以保持它们的灵活性。

颅骨

缝合关节

有些关节是根本不能移动的，颅骨融合在一起，沿着缝合关节牢固地固定起来。实际上，你是不能锻炼它们的。

脚部

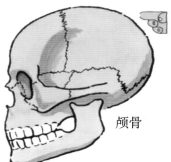

球窝关节

摆动大腿和手臂会锻炼臀部和肩部的关节。确保运动时在它们移动的范围之内。

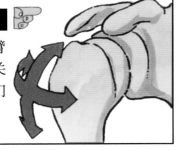

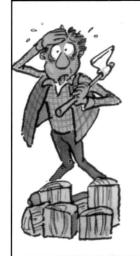

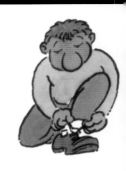

呼吸新鲜空气 实际上，新鲜空气对所有肢体运动都是至关重要的，从砍木头到剪指甲。为什么？因为身体需要能量。能量的获得需要氧气——一种空气中的气体来释放这些能量。氧气占空气的1/5。你将空气吸到肺里，在肺中吸收进入血液，才能维持生存。

鼻腔

鼻 子

鼻子能吸气、发鼻音和闻气味。鼻孔中的鼻涕吸附着灰尘和其他颗粒物。通过擤鼻涕可以把这些废物排出。

喉 咙

喉咙是呼吸时空气进入气管，吃饭时食物进入肠道的通道。运动时不要吃东西，否则食物进入气管会引起窒息。

气 管

气管从喉咙底部一直通到肺部。声带就在气管下面，使你叫喊时可以发出适当的音量。

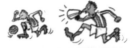

气 道

气管分为两个气道，叫做支气管，分别各连接一个肺。就像树的分支，支气管会分成更小的气管。

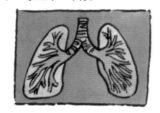

气管

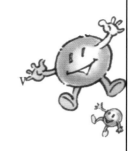

呼出废气，吸入新鲜空气 在肺的深部是千百万的微小气泡，叫做肺泡。在这些小气泡中，氧气从空气中进入血液，并运送到全身各处以备产能所用。作为产能的一部分，身体会产生一种废物，叫作二氧化碳。如果二氧化碳不被运出，是很危险的。通过血液收集，二氧化碳进入到肺中。一旦到达这儿，二氧化碳便可以通过呼吸安全地从你的身体中排出。

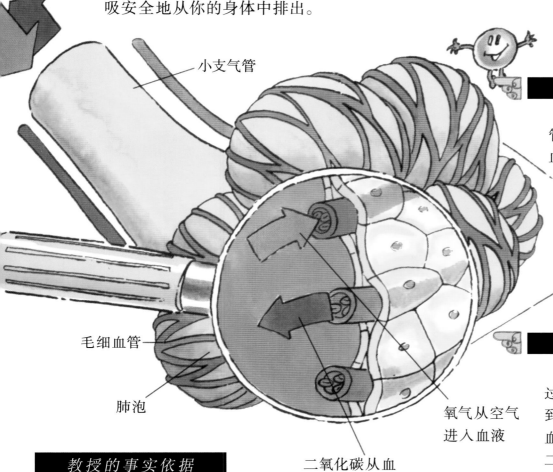

小支气管

毛细血管

肺泡

氧气从空气进入血液

二氧化碳从血液进入空气

携带血液

肺泡被毛细血管包围，毛细血管将血液运入、运出肺。

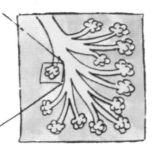

气体交换

氧气从气体中通过薄薄的细胞壁渗入到肺泡，进入到毛细血管内的血液。同时，二氧化碳通过相反的途径被呼出到体外。

教授的事实依据
谁的网球场?

你如何将一个网球场地放入你的胸腔呢？虽然肺很小，它里面却塞下了7亿个肺泡，给予身体巨大的空间吸收氧气。实际上，如果你的肺泡被摊平，它们能覆盖一个网球场。

大秘诀
疲劳是拖累

气道和肺讨厌烟草烟雾。烟雾中的焦油阻塞气道和肺，引起呼吸困难，以及咳嗽，同时增加胸腔感染及心脏和血管伤害的危险性。增加了肺、口腔和其他部位癌症的发病风险。

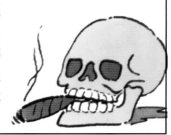

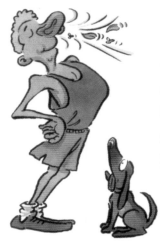

来自肌肉 像其他身体活动一样，呼吸发生在肌肉变短或收缩时。参与的肌肉包括肺下面的膈肌，还有肋骨间的肋间肌。呼吸时重要的是你需要保证吸入新鲜的气体，避免陈旧的气体。这意味着你的呼吸肌每天要工作24小时。

大秘诀
大口喘气

如果你呼吸短促，双手放于臀上，身体稍向前弯曲。这种姿势可以使呼吸相对容易一些。也可以使用颈部、肩部和腹部的肌肉帮助正常的呼吸肌。

教授的事实依据
呼吸多少空气？–1

休息时，你每次吸入和呼出的空气量有半升。按每分钟12~15次的平均呼吸频率计算，你每60秒大约呼吸6升空气。

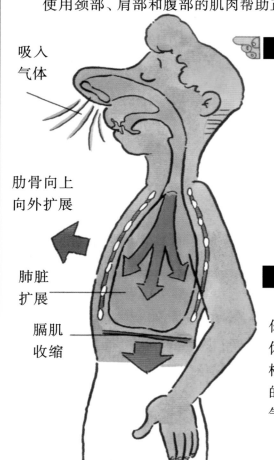

吸入气体

肋骨向上向外扩展

肺脏扩展

膈肌收缩

吸 入

像大声叫喊一样，当你需要吸入空气时，你的肺被膈肌和胸腔推动。对于正常的呼吸来说，这种运动幅度不是很大。不过当你需要大量空气时，肋骨就会向上向外扩展以吸入额外的空气。

呼 出

这是很简单的事——你只需要放松。胸腔回到休息的位置，膈肌也放松。这些运动同时压缩你的肺，减少肺容量，把废气排出肺脏。

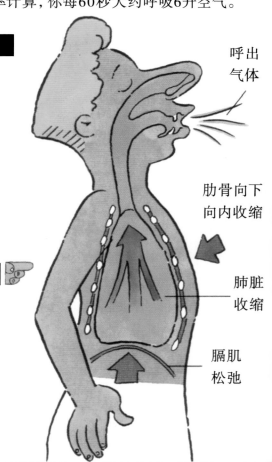

呼出气体

肋骨向下向内收缩

肺脏收缩

膈肌松弛

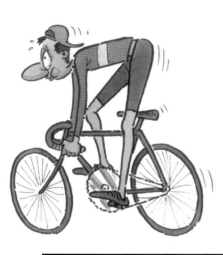

更快更深 一旦你开始运动,你的肌肉将会消耗更多的氧气。你需要更快更深地呼吸,以让肺脏获得额外的气体。这时,更多的氧气进入血液,输送到全身。活跃的肌肉会产生更多的二氧化碳,不过,更快更深的呼吸会将它们排出。因此,多运动、锻炼呼吸肌可以改善第三项基本机能——耐力。

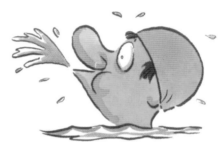

教授的事实依据
呼吸多少空气？–2

运动后,你的呼吸容量将达到4升,呼吸频率将达到每分钟60次。这就意味着你每分钟呼吸240升气体。这是休息时呼吸量的40倍。

忠告和建议
迫使气体出来

通过强制呼气帮助肺脏把废气排出。呼气时,使肚子或腹部肌肉拉紧。这将从肺部下方压缩你的肺,迫使更多气体排出。

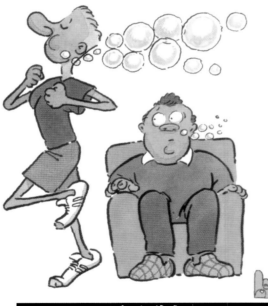

呼吸耐力

运动使肌肉更健康更强壮,这包括呼吸肌。当呼吸肌获得更大动力时,呼吸将更加有效。你通过更缓慢的呼吸能获得更多氧气,这将增加你的耐力。

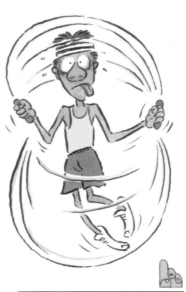

呼吸节奏

运动时,尽量保持呼吸和身体运动一致,这有助于协调运动和呼吸的节奏。

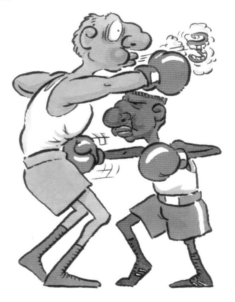

呼吸问题

有些人容易患哮喘或有类似的呼吸问题。他们应该随身携带对症的喷雾或相似的治疗药物。

心跳，泵血

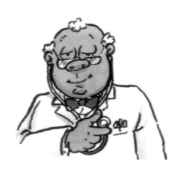

现在讨论心脏的事 呼吸使新鲜空气进入肺，使我们能够生存。不过，携带氧气的血液是怎样到达全身各处的呢？它从肺脏流到心脏。心脏的动力泵迫使氧气到达从头顶到脚趾的全身各处。心脏泵血时，几乎每秒钟一次或更快，它会产生心音。那么这种声音是如何产生的呢？请看下面：

大秘诀
健康的心脏

心壁是由结实的肌肉组成的。它是一种特殊的肌肉，被称作心肌。并且心肌从来不会疲劳。像其他肌肉一样，心肌需要运动才能变得更加健康和强壮。这就是为什么需要运动的另一个重要原因。

心脏的两部分

心脏是由两个泵结合而成的。左边的泵把血液输送到全身各处，送出氧气，带回二氧化碳。这些血液返回右边泵，这会输送给肺脏更多氧气。然后，再回到左边的泵，依次循环。

泵血室

血液从静脉的薄壁血管进入心脏。这些血液流入上方两边的心房。在这里血液由动脉的厚壁血管被推入下面心室。

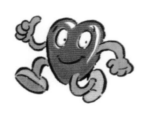

教授的事实依据
为什么有心音？

心音是心脏跳动的声音。把耳朵贴近你朋友的胸壁上听一下，也可以用听诊器。声音是心脏瓣膜单向关闭时拍打产生的，瓣膜会阻止血液流向错误的方向。

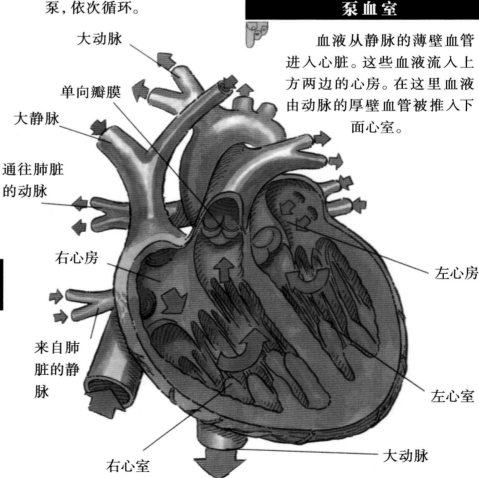

大动脉

单向瓣膜

大静脉

通往肺脏的动脉

右心房

来自肺脏的静脉

右心室

左心房

左心室

大动脉

把手放到脉搏上 心脏的每一次跳动都会迫使血液在巨大压力下进入大动脉。这样的涌动使膨胀通过动脉血管壁。你可以在身体的各个部位感受到这些膨胀或波动，尤其是动脉通过骨头和关节的部位。最方便的部位是手腕部的活跃的动脉。检查脉搏频率是监督健康水平的好方法。

1.找到脉搏

把手指放到大拇指下方的手腕一侧，感受强健绳状肌腱间的动脉脉动。

2.数脉率

脉率是每分钟脉搏跳动的次数。静坐时，用手表计时，数出半分钟内脉动次数，然后乘以2，以节省时间。

3.运 动

做5分钟剧烈运动，例如快跑，然后停下来。记下你每分钟的脉率直到恢复到你静坐时的状态。这段时间就是你的恢复时间。

4.变健康

现在做负荷运动数个星期，你会变健康。重复1、2、3个步骤，你的恢复时间是不是变短了？这显示了你的心脏有很好地应付额外工作的能力。恢复速度是总体健康程度的指标。

教授的事实依据
为什么心跳加快

当你运动时，你的肌肉变得更加繁忙。它们需要来自血液的更多的氧气和其他供应。因此，心脏跳动加快，以把更多的血液输送到肌肉。

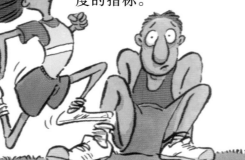

忠告和建议
脉 率

这些都是静息时平均每分钟脉搏跳动。

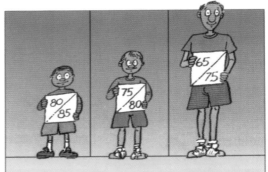

·7岁80~85次·10岁75~80次·成人65~75次，不过要记着，这是个平均值，只能作为一般标准。

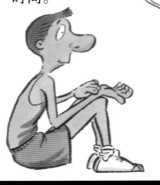

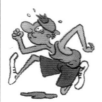

不要做过火　跑, 推, 拉, 冲, 噢! 太多了! 慢下来。上气不接下气? 肌肉很累? 关节疼痛? 难怪, 如果你没有经过训练去跑马拉松, 你的身体很快就会给你警告。像其他复杂灵活的机器一样, 人类运动也有极限, 如果你试图超越极限, 红色警告灯将会提示: 停下来! 注意! 经常锻炼, 参加更多的训练, 会改善你的健康状况。需要循序渐进才行, 不过这是最好的方法。

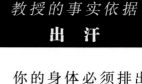

力不从心

当你活动时, 你的呼吸加快, 从而为工作中的肌肉获取更多氧气。不过呼吸也有极限, 因此要多加锻炼, 慢慢提升这种极限。不要在锻炼时喘得太厉害, 以避免眩晕或患病。

抽　筋

当肌肉自身收缩时就会发生抽筋。肌肉变硬变僵——并且疼痛。这要归因于肌肉内化学废物、乳酸的产生。(参看第9页 如何减轻疼痛)

大秘诀
合适的鞋

穿上合适的运动鞋, 鞋要有合适的鞋垫和气垫。穿着高跟、顶脚的鞋你不会跑得很远。

不停地刺痛

左肋部剧烈地疼痛。这可能是因为你的膈膜没有得到充足的氧气, 很快变累, 引起身体一侧剧烈的疼痛。

教授的事实依据
出　汗

你的身体必须排出运动时产生的过多热量。皮肤下面微小的汗腺分泌的汗液从毛孔排到皮肤外, 然后汗液挥发变干, 使身体排出热量。

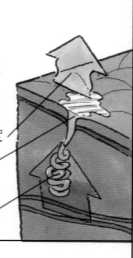

挥发汗液
减少热量

身体的温度

汗孔

汗腺

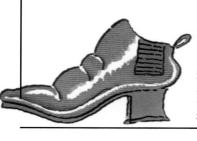

疼痛的双脚

如果你的鞋不合适, 或者被穿破了, 这时你可能会感到双脚疼痛, 起血泡和水泡。带汗的袜子也会将脚磨痛。

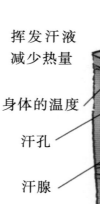

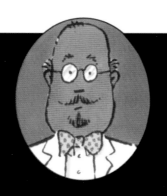

蛋白质教授的　　　建议和忠告

个人卫生

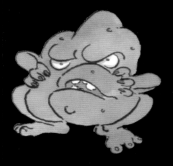

你的身体是一个巨大的动物园——千百个生物的家。大多数生物很小并且是 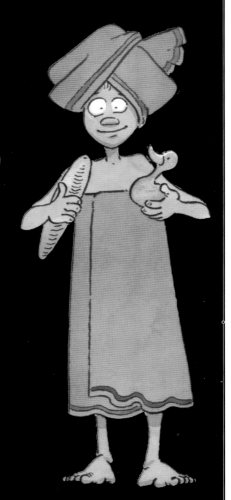 无害的，不过有一些却不是。让它们的天敌——肥皂和水赶走这些讨厌的家伙吧。

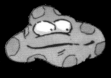

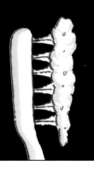

皮肤内是什么?

皮肤下面 与身体的其他部分一样,皮肤也是由细小的细胞组成的。皮肤的表皮细胞是扁平、坚硬、结实的,对皮肤起保护作用,就像覆盖在房顶的瓦片一样。当你运动、坐下、散步、洗衣服、睡觉和皮肤干燥时,这些细胞会脱落。平均每秒 脱落5万个细胞。抓一下脸将会丧失数百万个细胞。不过,不要恐慌,你的皮 肤不会消失。在表皮下面,更多的细胞正在疯狂复制,以取代被刮掉的细胞。

皮肤表面

皮肤最外面一层是表皮,表面的坚硬、扁平的细胞不怎么活跃,事实上它们是死的,以备刮掉。

大秘诀
防 晒

太强烈的阳光会损伤皮肤。短时间内会引发灼伤痛,长时间暴晒可能引发皮肤增生和癌症。因此要遵循穿-戴-躲的原则,穿上衬衫或斗篷,戴上宽大的太阳帽,躲在阴凉处。

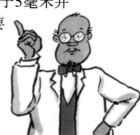

皮肤下面

在皮肤下面,细胞在忙着繁殖。它们向皮肤表面移动,获取足够的角蛋白以使它们变坚硬。三个星期后它们将到达皮肤表面,替换那些被刮去的细胞。

教授的事实依据
皮肤是薄的

你的皮肤厚度在身体的不同部位有所差异。在脚掌部它的厚度要大于5毫米并且很粗糙。眼睑部的厚度要小于半毫米且易于损坏。因此,不要试图用眼睑走路呀!

皮肤下的更深层

皮肤的更深层是真皮,真皮含有成千上万的微小感受器、神经、血管、毛发和汗孔。

保持皮肤干净光滑

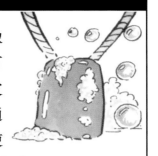

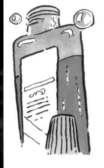

今天你洗澡了吗? 没有?人类的皮肤不是自我清理的,就像烤箱。它需要全身清洗,需要肥皂和温水,这些在大多数浴室都可以找到。把温水浇到皮肤上,揉搓肥皂使其起泡沫,将泡沫抹在皮肤上,洗掉汗液、脏物和污垢。如果你之前从来都没见过肥皂,它通常是棒状或块状的,往往是绿色或粉色,有时上面有字迹。或者使用沐浴液或类似肥皂的物体。如果你不用它们,你的皮肤会变得肮脏、污秽、长疮、出斑而且有难闻的气味。

不要留有旧汗液

皮肤会产生汗液,汗液中含盐分,它的重要工作就是使身体在炎热的环境中保持凉爽。同时,皮肤也产生一种天然的蜡状油脂,这种油脂可以使皮肤柔软并且可以保持水分。不过,当汗液和油脂变干时,它们会变臭并吸附脏东西。这是另一个需要经常洗澡的原因。

教授的事实依据
肥皂是如何作用的?

细小的脏块聚集成更大的黏块,你可以看到。肥皂是一种去污剂,它能包裹着每一块小脏物,使脏物从皮肤上脱落。通常,脏物块被分解成数以千计的微粒,当冲洗时漂走。

从顶部到底部

要洗全身,不要只是洗露出来的部分。尤其要洗腋下、腿间和皮肤褶皱处。汗液和脏东西更易于在这些地方聚集,吸收脏东西并引起异味。

使用海绵

把海绵浸到水中,挤压出空气。然后在肥皂上擦,再往身上擦拭。

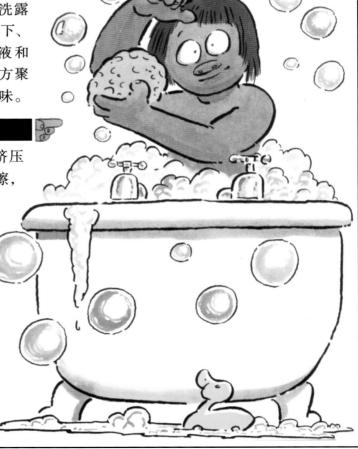

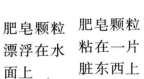
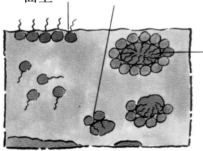

肥皂颗粒漂浮在水面上

肥皂颗粒粘在一片脏东西上

肥皂颗粒包裹着一片脏东西

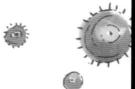

皮肤长包 不管它们是什么种类的包,它们意味着什么? 有些类型的包和疙瘩是由卫生不好引起的,比如不合理洗澡或洗的频率不够。其他类型的 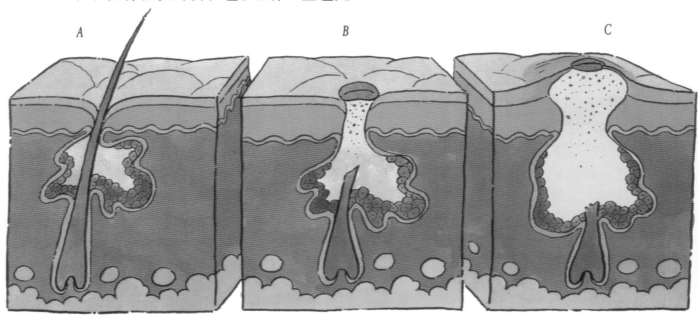 包是由细菌感染引起的,如麻疹或水痘。对于这些你是无能为力的,这是疾病导致的。有些人在他们青春期成长和发育很快时会长包。也有一些包是……

A   B   C

斑和包1 —— 黑头粉刺

有些包在皮肤的凹陷处——在毛发生长的毛囊中形成(A)。毛孔被自然的皮肤油或油脂栓堵塞(B)。这里聚集的脏东西看起来很黑。自然的油脂在皮肤下,持续分泌从而形成了包(C)。

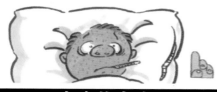

皮疹的生成

麻疹、水痘、风疹和相似的感染疾病能产生各种皮疹。除皮疹外,你经常会感到带有其他病的症状,如感冒或咳嗽。

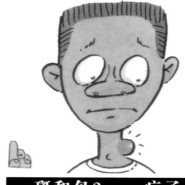

斑和包2 —— 疖子

疖子与黑头的形成具有相同的方式,当脏物、油脂堵塞一个毛孔时生成。然而,也有细菌参与——通常是被称作金黄色葡萄菌的细菌。它们感染堵塞部位,使其变红,形成带有脓液,且一碰就痛的脓包。

斑和包3 —— 疣

疣是病毒引起的一小片皮肤感染,皮肤上有许多花椰菜样的斑块,上面还有些黑色的小斑点,这些小斑点其实是堵住的血管。医生开的涂抹疣的乳霜可以将疣迅速去除。

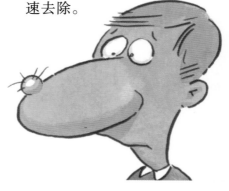

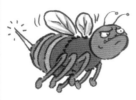

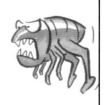

☞ 被体型小却有害的生物如蚊子、跳蚤、虱子和蜜蜂等叮伤、咬伤会起包。接触荨麻、报春花等植物也会起包。有些人的皮肤很敏感，当他们接触去污剂等一些特定的东西时就会出现反应。当然也有胎记、雀斑和痣。比较少见的是，有些包或色斑意味着像皮肤增生等更严重的东西，你可以去看专科医生。不明显的色斑能被化妆、冷冻或注射治疗掩盖或修复。

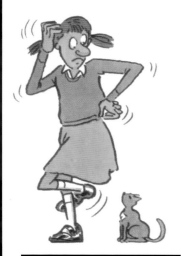

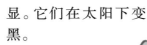
斑和包4 —— 雀斑

雀斑是皮肤上一小块比其周围的皮肤具有更深肤色的黑色素沉着斑点。黑色素是一种能使你晒黑的物质。雀斑在脸上、手上和胳膊上更明显。它们在太阳下变黑。

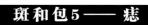
斑和包5 —— 痣

痣类似于雀斑，不过颜色更深。它是皮肤的一小块区域，比周围的皮肤含有更多的黑色素。痣通常是无害的。然而，它们可能通过一些方式发生变化，这时需要医生检查。

教授的事实依据
皮肤过敏

有些人对肥皂、颜料、油漆、植物、食物甚至一些特定的金属如镍等物质过于敏感。当接触这些东西时，他们的皮肤会变红、起疙瘩，还可能发痒或起包。这些症状也发生在患有接触性湿疹或皮炎时。低敏感度的皮肤膏可以缓解这一问题。

斑和包6 —— 胎记

当你合上书时，书签可以显示你正在读的那一页。胎记却不同，它通常是毛细血管中的色素在皮肤表面的沉积，称作色素痣。不明显的胎记可以使用激光等特殊治疗方式或用化妆品遮瑕。

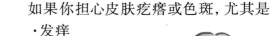
大秘诀
越早＝越好

如果你担心皮肤疙瘩或色斑，尤其是
·发痒
·出血
·增生
就需要看医生。其实，没什么可担心的。不过如果是增生之类的，早治疗是最好的。

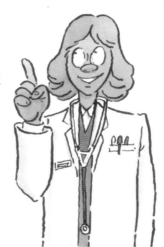
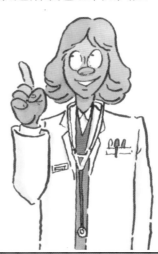

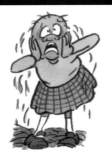

今天的头发，明天会脱落 普通人的头上大约有12.5万根头发。每天大约有60根脱落。不要惊慌，这不意味着你会变秃。在大多数年轻人中，脱落的头发会被新的所代替。你的整个身体都有毛发，只有头皮（和其他少数几个部位）毛发生长得足够厚可以很容易被注意到。头发是由被称作角蛋白的蛋白质所组成，这种角蛋白也组成了你的指甲和皮肤的表层。它也是许多动物蹄子、爪子和角的组成物质。

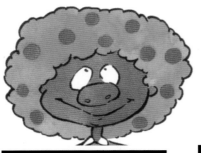

教授的事实依据
头发的颜色

头发的颜色来自于黑色素，与皮肤的成色物质是一样的。你可以把头发染成各种颜色。不过，头发会从根部继续生长，它们总是会恢复到它们自然的颜色。

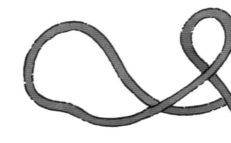

发 干

这就像由扁平细胞压缩在一起组成的细绳。一缕头发的承受力与同样粗细的一缕铜丝的是差不多的。

毛 囊

毛囊开放的形状取决于头发是直的、弯的还是卷曲的。圆的开口产生直的头发，椭圆型开口生长弯的头发，而螺旋状开口生长卷曲的头发。

头皮屑

这不是头发的问题。它是头皮上产生过多的细小的碎片所造成的。可以使用药物洗发水来处理，要确保按照说明书操作。

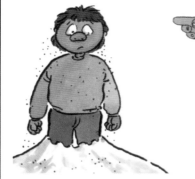

大秘诀
聪明的梳理

从发梢部开始，逐渐靠近发根部梳理，以避免发干部的缠绕。如果从发根部开始梳理，会使头发纠缠在一起，形成令人厌恶的疙瘩。

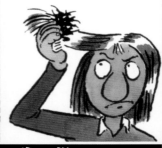

发 根

发根位于毛囊内部，是头发唯一活的部分。细胞不断繁殖使发干底部变长，逐渐将发根推出。一旦这种生长停滞，头发就会死去，脱落。

头发和指甲的护理

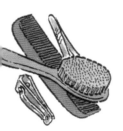

我们需要花费很多钱在头发护理上　这似乎很奇怪——为什么要花这么多钱在无生命的东西上！其实，你可以通过改变你的发型而改变你的外形，如剪、梳理头发的方式和染色以及发胶或啫喱水的固定。不过，任何头型的头发都必须保持基本的卫生，包括洗、梳和修剪。同样，指甲也需要清理和修剪。否则，它们会变脏、断裂、感染和疼痛。

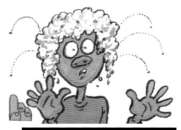

洗

我们洗头发以去除脏物、灰尘、纠结、皮肤油脂、汗液、残余的发胶和啫喱水，还有其他的一些生物，比如虱子或跳蚤。有数以千计品牌的洗发液可供选择。总之，一天洗一次就足够了。

指甲是怎样生长的

指甲就像头发和皮肤，几乎是完全无生命的，由充满角蛋白的细胞所组成。唯一增长的部分是根部，就在皮肤下面，在皮肤的折叠处。

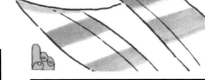

忠告和建议
末梢分叉

洗、梳和平常穿戴使头发的末梢磨损和粗糙，造成末梢分叉。这看起来不美观。迅速修剪可以去除分叉的末梢，而不会使头发的生长变慢。头发平均每三天长1毫米。

修剪指甲

指甲不修剪会断裂、磨损。顺着指甲的弯曲度，使用指甲剪或指甲刀修剪它们。在淋浴或洗澡后指甲稍微柔软时修剪指甲。不要剪到肉，否则会很痛，甚至会出血或感染。

大秘诀
啃指甲

简短的答案是——不要咬你的指甲！这包括手指甲和脚趾甲。这会使它们更易碎或被感染，那样看起来就不会太好了。

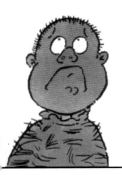

油腻的头发

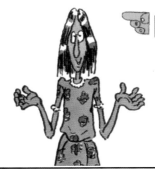

有些人的头发看起来平直油腻。这不是病，是自然现象。对油腻头发选择适合的洗发液是简单的解决办法。

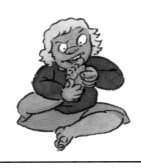

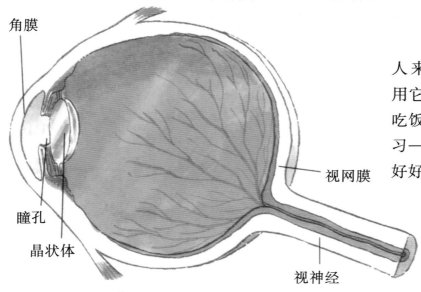

角膜

视网膜

瞳孔

晶状体

视神经

视力是如此宝贵 对于大多数人来说视力是最重要的感觉。我们用它来帮我们安全地行动和生活，如吃饭和打扫。我们也用它来观看和学习——就像你正在看的词语。所以要好好保护眼睛。

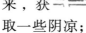

教授的事实依据
眼睛劳损

眼睛会变累、疼痛和发酸是因为：

- 遇到太强烈的光线时应把你的眼睛眯起来，获取一些阴凉；

- 太暗的光线，尤其当你试着看小的细节时，打开更多的电灯；

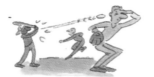

- 如眼睛感染，去看医生！

眼睛保护

帽檐、护目镜或其他一些保护物对阻挡任何东西（包括飞屑或溅起的水）都是合适的。在切割木头、烹调食物、打磨金属或混合涂料时应保护好眼睛。

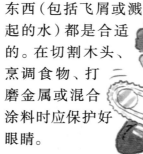

外加的眼镜

框架或隐形眼镜帮助眼睛的视线合理聚焦，因此你可以清晰地看东西。模糊或不清晰的视觉可能导致事故和伤害。

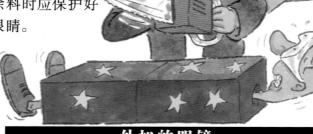

太阳光下眼睛要酷

太阳镜看起来很酷，它们也可以保护眼睛。合适的太阳镜可以阻止强光和有害紫外线直接进入眼睛。

大秘诀
眼睛还好吗？

即使眼睛感觉很好时，也要每年检查一下。验光师或眼科医生可以检测眼睛问题的早期迹象并提供好的治疗方法。你也许意识不到你的视力的变化，直到你试着读视力表上越来越小的字母。

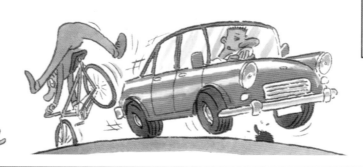

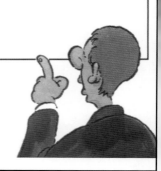

身体有几个孔 耳孔使声波进入，我们才可以听到声音。鼻孔带入空气，我们才可以呼吸。孔可以收集细毛、灰尘、污垢和细菌。不过，这些孔有它们自己自然的清理机制。因此，我们不必做太多，只是时时关注它们就行——当然得用镜子。

不要超过这条虚线

耳道

棉棒

外耳

耳孔

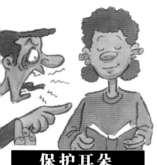

保护耳朵

耳罩可以帮助我们免于灰尘、污垢和噪声的伤害。太大的噪声，尤其来自耳机里的，可能会伤及耳朵内部易伤组织，引起耳鸣。因此，要注意保护耳朵——趁现在还能听到。

耳 痛

耳痛有许多原因，从冻伤到积累太多耳屎，到严重的耳部感染。不要把东西插入耳内，不要拿你的听力冒险。如遇耳部问题要咨询医生。

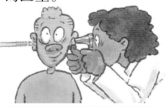

大秘诀
擤鼻涕

鼻孔内的黏液是用来对付细菌和灰尘的。不要吸进去——应该擤出去，最好擤到容器里。不要擤得太使劲，这可能会损害鼻腔内黏膜，进而引起流鼻血。感染引起的感冒可能会扩散到其他黏膜层，如耳内和喉咙里的。

清理耳朵

作为标准清洗耳朵里面、周围和后面。如果耳孔看起来很脏，使用棉球清洗其周围。不过不要把任何东西插到耳道内太深。

鼻子流血

鼻腔的黏膜有比较丰富的血液供应，以加热进入的空气。甚至轻微的敲击就可能引发流鼻血。流鼻血时，用嘴呼吸，头向上倾斜，捏着鼻梁的下部10分钟。随后的几个小时内不要擤鼻涕。

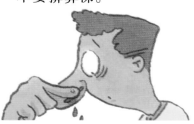

耳孔清洁棉

忠告和建议
耳 屎

耳道内部的皮肤不断分泌蜡状物以用于吸附灰尘和碎屑。你谈话和咀嚼可以使蜡状物排出。因此，古怪的片状物或残留物从耳孔中出现是正常现象。

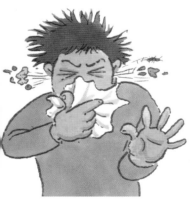

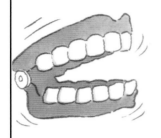

咬、咀嚼、压碎、细嚼 我们牙齿的强度是惊人的。日复一日，它们咀嚼并捣碎我们吃的食物，甚至是像坚果一样坚硬的食物。牙齿周围的牙龈在这项艰巨的工作中给予有力的支持。牙齿和牙龈也是很脆弱的。它们可能被腐烂的食物和繁殖的细菌所攻击。所以口腔卫生——干净和健康的牙齿、牙龈和嘴唇是非常重要的。

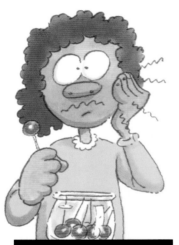

教授的事实依据
最普遍的疾病

在许多国家最普遍的健康问题是什么？感冒？背疼？不，是蛀牙和牙龈病。这部分是由于吃太多甜的或含糖食物所致。

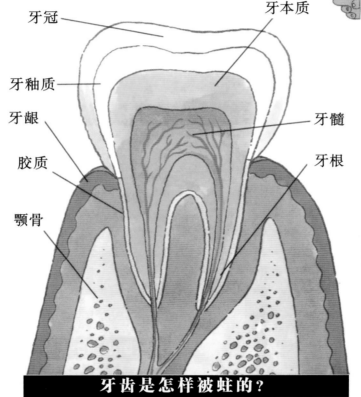

牙冠

牙本质

牙釉质

牙龈

胶质

颚骨

牙髓

牙根

牙齿是怎样被蛀的？

由于没有保持牙齿清洁，小块的食物会 贴在牙上或留在两牙之间(1)。细菌尽情享受残留在食物上的糖，使其腐烂，形成坚固的牙菌斑（2）。随着细菌的进食，它们产生一种叫做酸的化学废物，这种酸渗入到牙釉质中（3）。这种酸慢慢在牙本质上腐蚀出洞（4）。当腐蚀到达血管网时便会引起牙齿的疼痛。

牙齿内部

牙齿最坚硬和最白的部分是釉质，它覆盖在牙冠周围。在牙冠下方是牙本质较柔软浓密的吸附层。里面是血管和神经网。牙根通过天然牙骨质固定在颌骨上。

大秘诀
牙医很谨慎

按照牙医的建议每半年或一年检查一下牙齿。牙医可以教你清理牙齿的方法，还能观看牙齿是怎么成长的。牙医也会检查和在其腐烂严重前进行修复，因此，不要害怕，尽管这可能会疼一点。

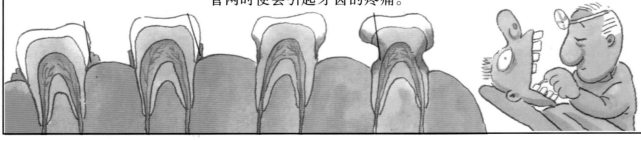

刷牙，用牙线清理，漱口，清洗 那些真正关注口腔卫生的人会刷牙，清理牙缝，经常漱口，大约每天五次。对于其他人来说，每天三餐后刷——两到三次或在睡前刷牙这是最理想的。不过要合理分配时间。使用合适的工具，用勺子清理牙齿是很危险的。否则就将意味着数年的腐蚀，牙齿生洞，牙间塞满污垢，最后导致牙齿脱落……

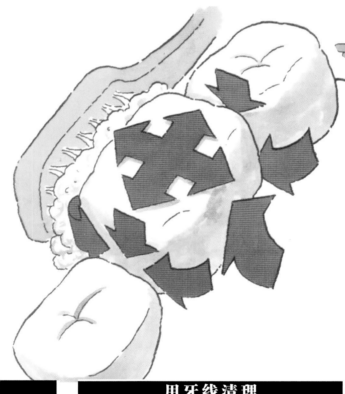

大秘诀
不要小看氟

氟是一种天然化学物质，可以加强牙齿防腐蚀能力。水供应中有氟的存在。让牙医帮你检查，它们也会推荐你用含氟牙膏。

刷 牙

用足够的牙膏。从一边到另一边，上下刷，绕圈刷，那样你就可以刷到每颗牙齿的每个方向的每个表面。尤其是牙齿间和接触到牙龈的地方。

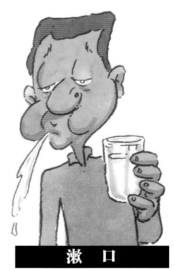

忠告和建议
看怎样清洗

检验试纸可以显示你清理牙齿的效果。它会检验出一些带色的小斑块。按照说明书，看你刷牙时有没有合理清理牙齿和牙龈的某一部分。

用牙线清理

牙线是一种在牙间滑动的线状物。前后拉动做拉锯式活动，以除掉小块的残留食物和其他可能残留在牙缝的残渣。询问牙医或健康专家让他们示范如何正确使用。

漱 口

漱口可以帮助去除斑块、杀死细菌和改善口腔卫生。它也会降低口臭产生的可能性。口臭通常是由残留在口腔中的食物残渣变坏腐烂所造成的——就像把口腔当成了堆肥箱。

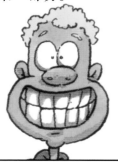

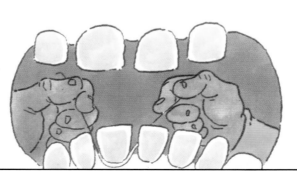

你的气味——是自然的。 每个人都有独特的气味，但是究竟有多大的体味，是自己决定的。让人不太舒服的体味如果过重会不受人欢迎，因为别人都会躲着这种臭味。那么，经常洗洗，保持卫生就会改善许多。在合适的时间、合适的频率、合适的地点洗澡，就会避免可怕的狐臭。否则，你最好的朋友也不会在你身边待太久。

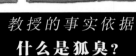

教授的事实依据
什么是狐臭？

· 狐臭是一种混合的味道：

· 流的汗还在皮肤表面——倒并不是汗本身的味道，而是上面滋生的细菌及其腐烂的味道。

· 皮质、油脂沉积下来陈腐的味道。

· 皮肤上吸附的脏东西、灰尘、尘垢等的味道。

· 上述的东西蹭在衣服上，而且没有洗。有时，那味道不是狐臭，而是衣服臭。

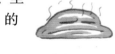

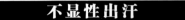

不显性出汗

为了给身体降温，皮肤的汗腺分泌汗液，越热出汗越多。但是，还有一种汗我们感觉不到，它时时刻刻都有，即使在寒冷的条件下也有，这种就叫不显性出汗，每天0.5升。所以，即使你冷时，你还是在出汗。

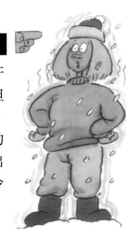

哪儿出汗最多？

汗腺在一些地方分布得比另一些地方多。所以，像额头、鬓角、腋窝、手掌、腹股沟、腘窝后面及脚底爱出汗。

有些部位由于被覆盖着，汗不容易挥发，像腋窝、腹股沟及脚。汗在这里容易聚集，所以这些地方是你应该好好清洗的地方。

大秘诀
不要掩盖

香水可以暂时帮助掩盖体味，但是这种香味会很快挥发，这不是一个好的解决办法。最好的方法就是用水和香皂清洗，如果你愿意，也可以在这之后喷点香水。

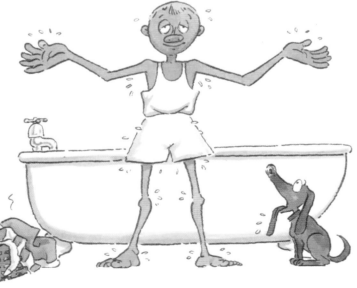

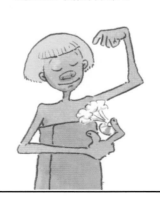

行走的动物园 你的周围有成千上万个小动物，其中包括跳蚤、虱子、螨虫、壁虱及其他想要存活的小虫子。它们寻找血液或其他液体作为食物，而你正是主要来源。这些小虫子可能来源于你的宠物或者农场的动物身上，也可能来源于农村或城镇的路上。通常你会在它们咬你的地方发现出血点，可以用肥皂或者洗发水来赶走它们。

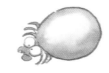

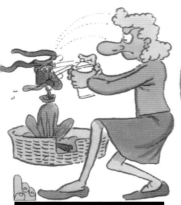

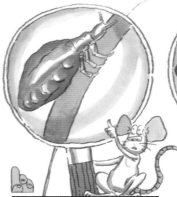

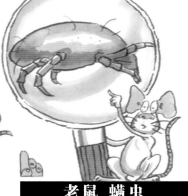

跳蚤

大多数的跳蚤都来自你的宠物，不是说跳蚤是宠物，而是宠物带来了跳蚤，比如猫猫狗狗。这些跳远高手跳到人身上饱餐一顿后就跳走了。为了从根上解决这个问题，就应该给宠物睡觉的地方撒一些除跳蚤的粉。

老鼠 虱子

老鼠很小，很苍白，它们住在头发里、吸血……不，等一下，老鼠是有毛的啮齿动物。应该是虱子很小，很苍白，它们住在头发里、吸血。这种虫子在头发里产卵，牢牢地固定在头发上。用抗虱洗发水可以解决它们。

老鼠 螨虫

螨虫是蛛形纲动物，像微型的蜘蛛，有成百上千种。疥螨寄生在皮肤上，产卵，导致皮肤发痒。可以用特殊的香皂来杀死这些可怜的小螨虫。

大秘诀
家中的烦恼

有时我们得一次又一次地处理这些"皮肤宠物"，它们可能是家人带来的，也可能是由亲近的朋友带来的，宠物就这样一个一个传下去。咨询一下医生或者药师，他们会提供正确的处理办法，最好确保其他的亲近的朋友也这样做。

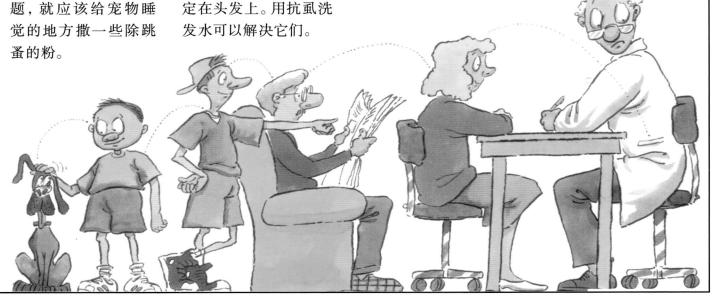

脚和鼻子有关系吗？ 脚可以产生令鼻子难以忍受的气味。脚通常藏在袜子和鞋子里，与新鲜空气隔离。如果你不经常洗脚，不天天换袜子，它们会出汗、变臭、长斑和疼痛。脚底的疙瘩可能会痛，因为身体的整个重量都压在上面。因此，每天用肥皂和温水清洗。使用手指或刷子将脚趾周围的污垢和脏东西清理掉。（如果你怕痒，这就更有趣了，哈哈！）

脚气病

这不仅发生在运动员身上，任何人都会发生。某种霉菌或癣在湿热的皮肤上生长，尤其在脚趾间。它会令人感觉又疼又痒。洗脚后使用药剂师开的特殊药粉治疗。

斑和包6——疣

脚底深层的疣令人感觉就像鞋子里放了一小块石头。向药剂师要药粉或药膏来清除它。

教授的事实依据
扁平足，谁在乎呢？

有些人有扁平足，脚弓内侧的弯曲或拱形比正常的脚要平一些。然而，扁平足仍旧可以为人们提供足够的弹力，可以像正常人一样去运动，走路和跑步都不受影响。

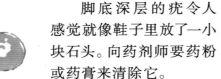

斑和包7——鸡眼

这是脚的自我防御。当一些东西在脚上摩擦太久，脚就会增加皮肤厚度以保护自己。鸡眼膏可以缓解症状，其他药膏也可以起作用。

斑和包8——水泡

在突然地异常压力或摩擦力下，水泡可形成于身体的任何部位。不过，不要刺破水泡——相反要穿着柔软的衣物或鞋来保护它或使用药膏。

忠告和建议
选择鞋子

从平底鞋到高跟鞋有数以千计的不同种类的鞋。不论你选择哪双鞋，确保选的鞋子适合你的工作。否则，会引起各种不便。

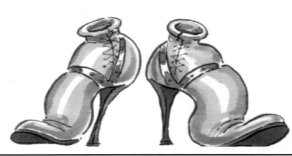

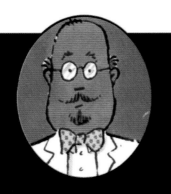

蛋白质教授的　　　　建议和忠告

健康的饮食

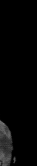

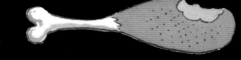

你是什么所以吃

什么——不对，是吃什么是什

么。健康的食物造就健康的你。

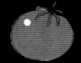

食物多样是关键，多种多样

的食物，尤其是

新鲜的水果和蔬菜是健

康生活

的重要法宝。

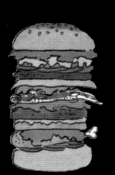

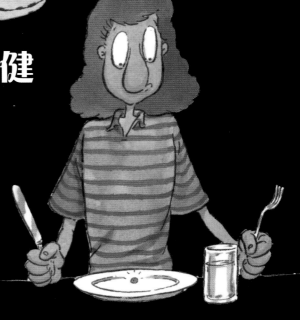

为什么食物对你有益？

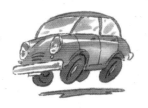

汽车需要汽油和零部件 汽油包含能量,它以化学供能的方式驱动汽车前进。新的零部件可以替代磨损的部件,如轮胎。我们人体不需要汽油,也不需要零部件。但是我们需要食物,食物有两个主要的功能。第一,食物为人体提供能量以维持我们的生命、活力和动力。其次,食物为我们提供多种多样的营养素和天然矿物质,以保证我们身体的生长、维持健康状态并替代老的、坏的部位。

消 化

消化过程是指吃、咀嚼、吞咽食物,经过胃酸、胃肠黏液的混合后,食物在胃、肠被磨成小块状物质,营养物质被血液吸收并运输到全身。食物的整个消化过程从口腔开始到肛门结束。

教授的事实依据
消化过程需要多久？

9米长,24小时。从口腔到肛门这整个的消化系统,大部分是由一个长长的"管道"叠积在腹腔(位于胸腔之下)组成的。食物从被吃进去到排出来大概要花一天的时间通过这个"管道"。一些食物,特别是脂肪类食物所需的消化时间还要长些。

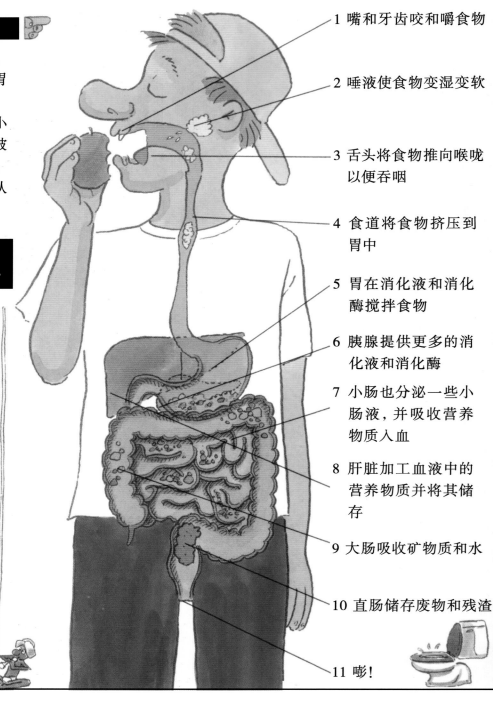

1 嘴和牙齿咬和嚼食物

2 唾液使食物变湿变软

3 舌头将食物推向喉咙以便吞咽

4 食道将食物挤压到胃中

5 胃在消化液和消化酶搅拌食物

6 胰腺提供更多的消化液和消化酶

7 小肠也分泌一些小肠液,并吸收营养物质入血

8 肝脏加工血液中的营养物质并将其储存

9 大肠吸收矿物质和水

10 直肠储存废物和残渣

11 嘭!

做最丰富的餐点

大声咀嚼、狼吞虎咽、大声喝东西 东吃一口,西喝一下。没有时间浪费在吃喝上?你的身体可不接受,它需要一顿美食。吃喝的过程和吃饱喝足都是为了放松自己。在嘴里适当地咀嚼食物、不慌不忙地咽下食物、在胃和小肠内消化和吸收营养物质都需要时间。所以,让吃饭像个吃饭的样子吧,慢慢地享受它。

特殊功能食品

一些运动员在训练的时候会吃一些特殊功能食品,使自己能够保持体力,但是要注意,在家不要吃这种食品。至少,吃之前要咨询一下你的教练或者是营养医师,不然很可能适得其反哦。

丰盛的早餐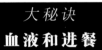

你的身体不喜欢在醒来以后的几个小时内都没有食物。一顿好的、丰盛的早餐可以为你提供能量和营养素,使一天的消化功能正常进行。而一天快结束时,大吃一顿会增加消化系统的负担并影响睡眠。

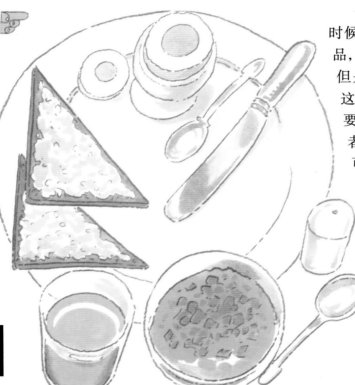

大秘诀
血液和进餐

当你在进餐时,更多的血液流入你的胃、肠中,这会运输营养物质。而此时,在肌肉等其他部位中的血液含量会相对减少。这就是为什么吃完饭立马活动的人会抽筋的原因。

人生之气

噗,嗯?当你在吃饭的时候会吞下大约半升的空气。这股气在胃中可以通过打嗝排出来,经过消化过程后,这股气就变成了如甲烷一样的屁。它经过肠腔通过放屁排出来。

忠告和建议
奇妙的翻滚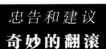

当你饿了时,体内会发出咕咕的声音并产生一些气体。这是因为空空的胃肠在准备消化的时候,会在蠕动和搅动的过程中将消化液和气体带入胃肠腔。这种咕咕的声音被称为腹鸣。

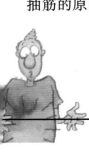

你是不是刚起床的时候很有劲头，很快就没劲儿了呢？ 如果是这样的话，可能你吃的含能量的食物不够。这些食物所含的营养素被称做碳水化合物（因为它们主要是由碳、氢、氧组成的）。含碳水化合物较丰富的食物主要是淀粉和糖类，它们在体内被消化、分解形成最简单的单糖，也称血糖。这是被我们身体所用能量的主要形式。

教授的事实依据
你用多少能量？

我们通常用千焦（kJ）来表示能量（以前用千卡）。你的活动量越大，消耗的能量越多。

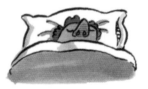

静静地躺着，什么都不做，每分钟平均消耗4~5千焦的能量。

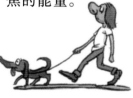

步行时，每分钟平均消耗10~15千焦。

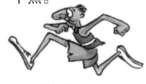

快跑时，每分钟平均消耗30~40千焦。

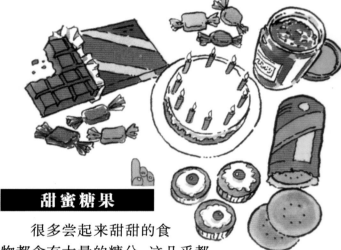

甜蜜糖果

很多尝起来甜甜的食物都含有大量的糖分，这几乎都是即时能量。巧克力、糖果、食糖、果酱、蛋糕和饼干中的糖分会被身体很快地吸收利用。但是这些食物的营养素含量较低，而且对牙齿不好！一些蔬菜和水果中也含有糖分，并且含有许多对身体有好处的营养素，所以对于你们来讲水果、蔬菜是更好的选择。

超级淀粉类食物

淀粉类食物包括燕麦和谷类食物，如小麦、大米、面包、意面、土豆及一些水果和蔬菜。这类食物比纯糖类食物消耗的时间要长，所以他们能够提供更持久的能量。像全谷或全麦的食物还可以提供有用的维生素、矿物质和膳食纤维。

忠告和建议
零食会给你多少能量（千焦）？

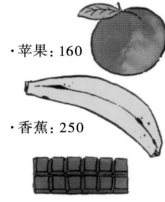

·苹果：160

·香蕉：250

·巧克力（块）：1000

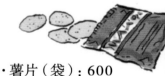

·薯片（袋）：600

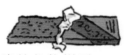

·松脆的谷物饼干：200

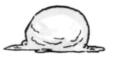

·冰激凌球：400

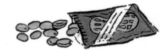

·一袋花生：1000

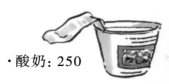

·酸奶：250

身体需要的食物

专家说："要吃蛋白质！" 不是因为它的名称，而是因为许多富含蛋白质的食物对身体健康很重要。蛋白质是构成身体的主要结构性物质。它们构成骨骼框架、肌肉、神经和其他结构。在生长发育、维持和修复人体组织时也离不开蛋白质。它还能增添食物的香味，增强食欲。蛋白质分为植物性蛋白和动物性蛋白两类。

植物性蛋白

主要存在于豌豆、大豆、扁豆及其他豆类植物中。在全谷类产品中也含有蛋白质，如面包、坚果等。

动物性蛋白

在各类肉中都含有，包括红肉类，如牛肉、羊肉、猪肉；还包括白肉类，如鸡肉和其他家禽类动物的肉；另外，鱼肉、贝壳类、海鲜类及乳制品（牛奶、鸡蛋等）都富含蛋白质。

教授的事实依据
分解和建立

蛋白质是由许多亚单位或者结构单元构成的，它们被称为氨基酸。在植物和动物蛋白中的氨基酸都相类似。你吃进去食物后，食物中的蛋白质在体内分解和消化，最终分解成许多氨基酸，然后你的身体将氨基酸以不同的顺序重新组合来构成身体成分。

大秘诀
食物过敏

有些人对某些特定的食物过敏，可能会出现皮疹或消化道疼痛。但是很难辨别导致问题的过敏物，因为许多食物中都含有大量的调味料和添加剂。此时，我们应该去咨询一下营养专家，并且尽量选择新鲜、自然、未经加工、未包装的食物。

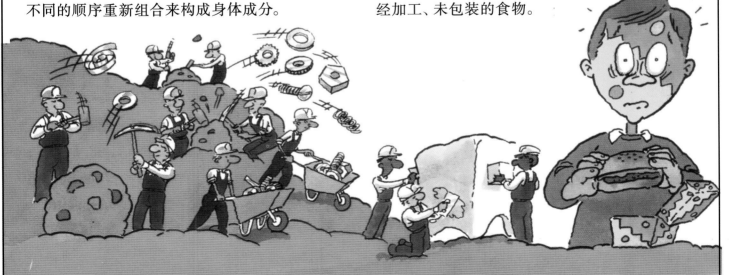

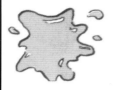

毫无疑问——我们需要吃脂肪 但是不能吃太多。脂肪、油及其他类似物质，即我们所知的脂类，对我们的身体很重要。我们体内的上亿的细胞的"外衣"即细胞膜的一部分结构就是脂类。脂类对神经和其他身体结构也非常重要。但是毫无疑问，吃太多脂肪尤其是动物性脂肪对身体很不好。

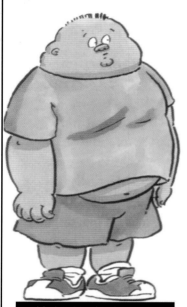

动物性脂肪

分为两类。红肉和乳制品（如黄油和奶酪）中的脂肪叫作饱和脂肪。禽类和鱼肉中的为不饱和脂肪。不饱和脂肪比饱和脂肪稍微健康点，但是无论哪类脂肪，摄入过多都会对心脏、血管和血液产生不良影响。

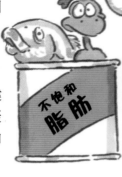

植物性脂肪

许多植物及其副产物都含有脂肪或油，如橄榄、向日葵、玉米、梨等。这些油被称作多不饱和脂肪，比饱和的和不饱和脂肪都要健康。但是，还是那句话，吃得太多对身体还是不利的。

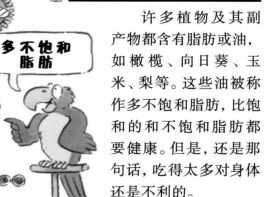

教授的事实依据
什么是身体脂肪？

你的身体有一层脂肪，叫作脂肪组织，它在某些部位很厚，比如屁股。脂肪就分布在皮肤的下面，可以起到保持体温的作用。在发生碰撞的时候，脂肪还能起到缓冲的作用。然而，当你吃的东西太多（无论是什么东西），多余的都会转化成脂肪形成赘肉，这会使你变胖变肥。

少吃脂肪，健康苗条

身体的大部分能量都是从碳水化合物中获得的。如果碳水化合物摄入过少就得由脂肪来供能，因为脂肪中也富含能量，储存在脂肪组织的脂肪被分解用来供能。这就是为什么节食可以减肥的原因。

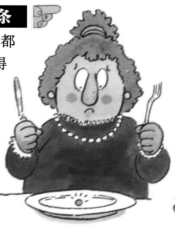

忠告和建议
减少脂肪摄入

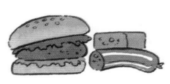

减少汉堡包、香肠及其他肉类食物

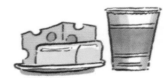

减少黄油、奶油、全脂奶酪和其他全脂奶制品

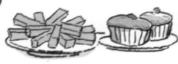

减少油炸食品，少吃薯条、蛋糕、甜点等

几乎任何食物都是健康的， 只要你摄入的量合适。但是有些食物你可以想吃多少就吃多少，比如新鲜水果、蔬菜和坚果。这些食物中含有丰富的维生素和矿物质，所以很健康，维生素和矿物质是特殊的营养素，可以维持身体健康抵御疾病。摄入适量的含有各种营养素的不同种类的食物即为平衡膳食，其中蔬菜和水果应该占大部分。

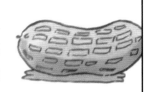

矿物质

和维生素一样，我们需要矿物质的量也非常少，其中包括对牙齿和骨骼有利的钙、对血液有利的铁、对激素有利的碘。如果每天摄入多种食物是可以获得足够矿物质的，如果你还在生长发育期，乳制品也是良好的来源。

维生素

身体大约需要20种主要的维生素，但是需要量很小。有许多对体内复杂的生化反应很重要，没有维生素，人体就会得病，如佝偻病、坏血病等。

你不能吃阳光

是的，但是阳光可以加入到膳食中。晒太阳可以帮助合成身体中的一种维生素——维生素D。它由皮肤生成，对骨骼健康很有帮助。当然，也要注意不要过度地暴露于阳光下，否则会产生许多其他的健康问题。

大秘诀
维生素和矿物质

一些人服用维生素、矿物质补充剂，如果按照说明服用的话是不会造成伤害的，但如果你能够摄入多种食物的话，吃这些药片也没有多大的作用。然而，如果吃药品能让你感觉好点的话，说不定在某一方面会起作用。

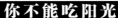

教授的事实依据
维生素C

抗坏血酸又叫维生素C，是在新鲜蔬菜水果中发现的，在黑加仑和柑橘类水果（桔子）中含量丰富。科学家们还不确定维生素C是否能够抗感染，但是要有一个好的皮肤和牙龈是不能少了它的。这是将水果作为零食的另一个好理由。

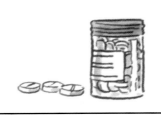

膳食纤维没有用，又有用　食物中的纤维、膨大或粗糙成分是由植物中一些坚韧的物质构成的，比如纤维素。在提供营养素方面它非常没用，不能被消化、分解，不能提供蛋白质或者碳水化合物，实际上，它是消化后残渣的主要成分。但是，纤维又很重要，它会使消化过程更加有效，更加规律，也可以预防某些疾病。所以要吃纤维，然后把它排出来。

教授的事实依据
腹　泻

腹泻就是拉水样便，这可能由于：
●肠道感染

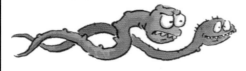

●某些食物，如李子、豆子

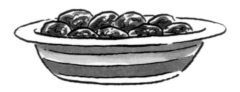

●腐败的、坏了的食物

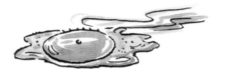

●压力、兴奋或者紧张

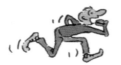

●某些药物作用

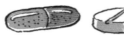 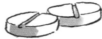

腹泻一般一天就好，如果没好或腹绞痛，或者便中带血，就该去看看医生了。

膳食纤维如何起作用

膳食纤维在进行食物消化的时候会提供一些膨大物质，可以给小肠做按摩，促进小肠运动，同时让小肠肌运动起来。膳食纤维使食物通过小肠的时间变慢，充分消化。它还帮助运输废物，将粪便变松软，使其很轻松地被排出去。它还能预防结肠癌。

高膳食纤维食物

通常，新鲜的食物中有大量的膳食纤维，特别是豆类植物，如大豆、扁豆，多叶蔬菜和水果中含量也很丰富。全麦和全谷类食品及其产品如麸、全麦面包、全谷脆条等膳食纤维的含量也很丰富。

吃太多的纤维？

是的，有些人吃了很多的纤维，但消化它是非常困难的！以其他多种营养素为代价去吃大量的纤维会影响我们从食物中吸收矿物质。

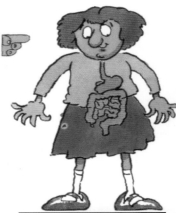

忠告和建议
生活要规律

一些人每2~3天清一下肠，有些人一天清2次肠。只要你是规律性的，而且没有什么痛苦的话，这是没有问题的。充足的膳食纤维可以帮助你顺利排便，防止粪便变硬难排，即防止便秘。

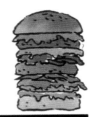

垃圾食品真的是"垃圾"吗? 当然不是,像汉堡包、热狗、炸薯条、薯片之类的食品也含有营养素。偶尔吃点,作为平衡膳食的一部分也挺好的。但是天天吃这些单一种类的食品会产生问题。无论是奶酪汉堡、炸薯条还是胡萝卜、芹菜,总吃一种食物对身体都是不好的。食物多样是生活的调味剂,也是健康饮食的关键。

教授的事实依据
需要喝水吗?

我们的身体每天需要2升水维持正常的状态。由于所吃的食物中含有2/3的水分,所以你不必喝那么多!当你运动或活动时,或者天气太热出了很多汗时,记得多喝点水。身体缺水是非常危险的。

10点小提示
健康饮食

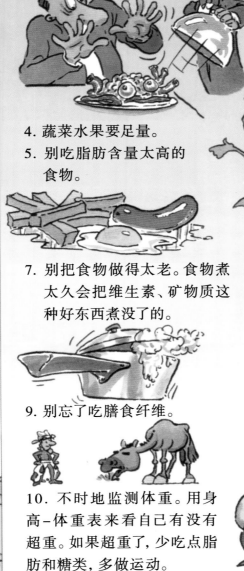

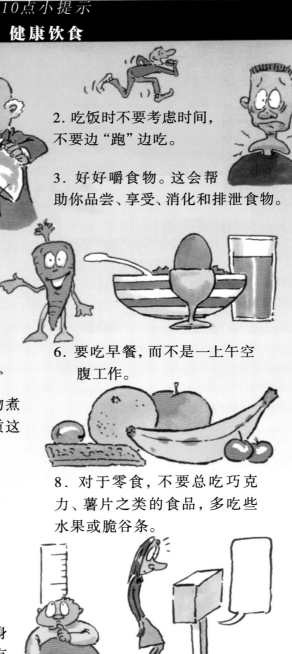

1. 食物多样。你可能会喜欢这些中的一些食物。

2. 吃饭时不要考虑时间,不要边"跑"边吃。

3. 好好嚼食物。这会帮助你品尝、享受、消化和排泄食物。

4. 蔬菜水果要足量。

5. 别吃脂肪含量太高的食物。

6. 要吃早餐,而不是一上午空腹工作。

7. 别把食物做得太老。食物煮太久会把维生素、矿物质这种好东西煮没了的。

8. 对于零食,不要总吃巧克力、薯片之类的食品,多吃些水果或脆谷条。

9. 别忘了吃膳食纤维。

10. 不时地监测体重。用身高–体重表来看自己有没有超重。如果超重了,少吃点脂肪和糖类,多做运动。

脏的危险 脏的地方是病菌的最爱。病菌存在于脏手上及一切脏的东西并会带进食物中，然后进入我们的口中。一旦进入了肠道，病菌就喜欢这里温暖、湿润、营养丰富的环境。它们会疯狂地繁殖，进而导致腹痛、恶心、腹泻等食物中毒症状。我们应该吃不被污染的食物。

吐出来比吃进去好

有趣的胃。感觉有点恶心、脸色发青、腹内翻腾。呕吐的专业名称叫作回转蠕动，挤压胃内容物到食道，然后从口中吐出。这是机体排出不好食物、食物病菌和其他东西的本能反应。

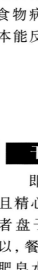

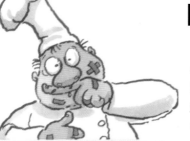

教授的事实依据
包扎伤口确保安全

厨师们在处理食物时一定要非常注意食物的卫生。如果顾客吃到了被污染的食物他们会非常生气的。专业大厨如果有伤口的话都会用蓝色的胶布缠上，如果不小心掉下来的话会很容易发现，因为蓝色的食物可不多见。如果伤到了手，一般要带上特殊的手套或干脆这几天就不做了。

干净的工具和毛巾

即使食物本身很干净，而且精心准备好了，但是叉子或者盘子脏也会传播病菌。所以，餐具、厨房用具都要在热肥皂水（或洗涤水中）浸泡清洗。还要保证洗碗布干净。

忠告和建议
相信你的本能

如果一个食物看上去不好了，闻起来、吃起来都怪怪的，就把它扔了。人类的视觉、嗅觉和味觉经过数百万年的进化，可以警告我们什么东西不能吃。相信你自己的感觉！

为什么要洗手？

病菌飘浮在空气中然后在任何物品上都可以定居下来，包括你身上。用肥皂洗手不会让你的手上永远没有一点细菌留存，但是却降低了危险性。如果你准备食物，还要剪剪指甲，在每个指甲缝里可能存在数百万的病菌。

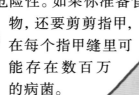

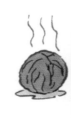

蛆也会饿

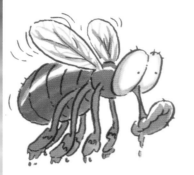

在粪便上玩完了一会儿又飞到你的食物上踩上一脚？这就是苍蝇做的事情。它们有六只脚，比你多四只。所以要将苍蝇及其他昆虫从餐桌上清除。特别是要将肉冷藏于密闭的容器内，这样苍蝇不会在上面产卵。否则，卵变成蛆，你就得在吃饭的时候和它们作战了。通过合理的储藏和烹调食物来避免这样的事情发生。

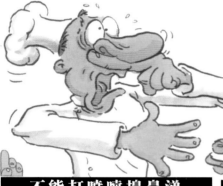

不能打喷嚏擤鼻涕

你不能在食物上呼气，不能把鼻涕滴在食物上。所以，你在烹调食物时，试着不要打喷嚏或者咳嗽，否则会将数千的黏液微粒喷射到食物中，别人可不想吃到你的鼻涕或唾液。

保持冷藏

许多食物都放在冰箱里冷藏，这可以让使食物变质的病菌作用减弱。然而，这并不能杀死它们，食物最终还是会变坏。如果你想长期保存，那就得放在冷冻箱里了。

大秘诀
好的烹调

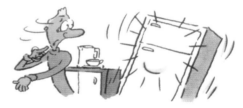

- 如果食物能够储存，将食物冷却、封好或装好，冰箱是完成这项任务的好帮手。

- 彻底的烹调。你从来都不知道食物中到底有虫卵、病菌还是蠕虫。

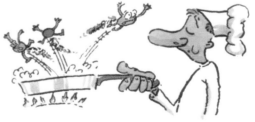

- 快速地重新加热食物到一定的高温。

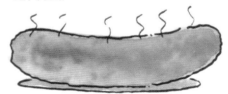

- 不要将已经解冻过的食物再次冷冻。

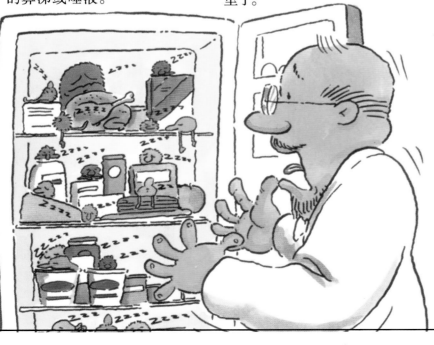

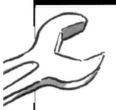

每天，我们需要通过各种方法　来照顾自己的身体。车的主人每天花很多时间来检查车胎、换油、维修保养发动机、清洗擦亮车身。但是他们每天也是这样精心的照顾自己的身体吗？机体保持干净、健康，在人生旅途中过得长久、幸福，我们的身体需要定时的照料。

停工期

不要将大脑或控制系统绷得太紧，不要用得太久。要给它规律的休息和睡眠时间。

加燃料

每天至少刷牙两次以上。吃健康、营养均衡的食物和饮品。不要吃太多脂肪，膳食纤维不要太少。规律饮食，不要吃得过量，超重会给身体带来负担。

身体机能

经常用肥皂和清水洗澡或冲澡，注意清洁缝隙中的脏东西，梳头发避免打结和污垢。

感觉系统

每6~12个月就去检查一次牙齿，1年做一次眼科检查，留心你的听力。如果有困惑或功能失常就去找医生。

能量单位和内部系统

通过规律的锻炼保持肌肉功能正常。这也同时维持心脏泵血、血压稳定、肺工作正常。

底盘和连接器

规律的运动和锻炼可以强健骨头和关节。

有氧呼吸：需要氧气来产生能量的方式。

无氧呼吸：不需要氧气而产生能量的方式。

血液：在全身流动的给身体带来营养的液体，由微小的红细胞及血浆等构成。

骨头：身体中的固体部分，可以支持、保护柔软的肌体，不同骨头一起组成了骨骼系统。

吸气：将肺部膨胀并吸入空气的动作。

碳水化合物：由碳、氢、氧构成的物质，碳水化合物包括糖。

冷静：做完运动的常规动作。这可以使关节、肌肉从紧张状态中放松下来。

消化：咀嚼、吞咽、分解、吸收、排泄食物，整个过程在消化道中进行。

运动：使肌肉工作的活动，包括心脏和肺。运动可以增加活力、力量和柔韧性。

纤维：食物中不能消化的部分，可促进食物在肠内的蠕动。

关节：两个骨头联结的地方。有的关节不能弯曲，如颅骨之间的关节；有的可以弯曲，如膝关节。

韧带：结实的纤维组织，能够将两块骨头牵拉在关节上，防止骨头滑脱得太远或者脱臼。

肺：胸腔中的器官，吸入空气，并吸收氧气。

肌肉：身体中可以收缩的部分，肌肉牵拉骨头使手臂能动起来。

蛋白质：可以被身体分解为氨基酸的复杂物质，它可以组建身体组织。

脉搏：通常也叫作心率，与心跳的节奏一致，以每分钟跳多少下来计量。

骨骼：支撑身体的整体结构，由超过200块单独的骨头构成。

香皂：特殊的化学物质，也叫去垢剂。在去污的过程中越变越小，可用于清洁身体。

体力：你能运动多长时间是衡量你体力的方法，体力越好你就越健康，活得也越长。

力量：肌肉可以举起的重量或拉动多少重物是检测力量的方法。

柔软性：四肢和关节柔韧性。

肌腱：绳子一样的纤维组织将肌肉和骨头连接起来。

维生素：肌体需要的微量物质，帮助身体运转。

热身：在运动之前要做的常规动作，可以让肌肉中的血液流动起来，防止拉伤或扭伤。

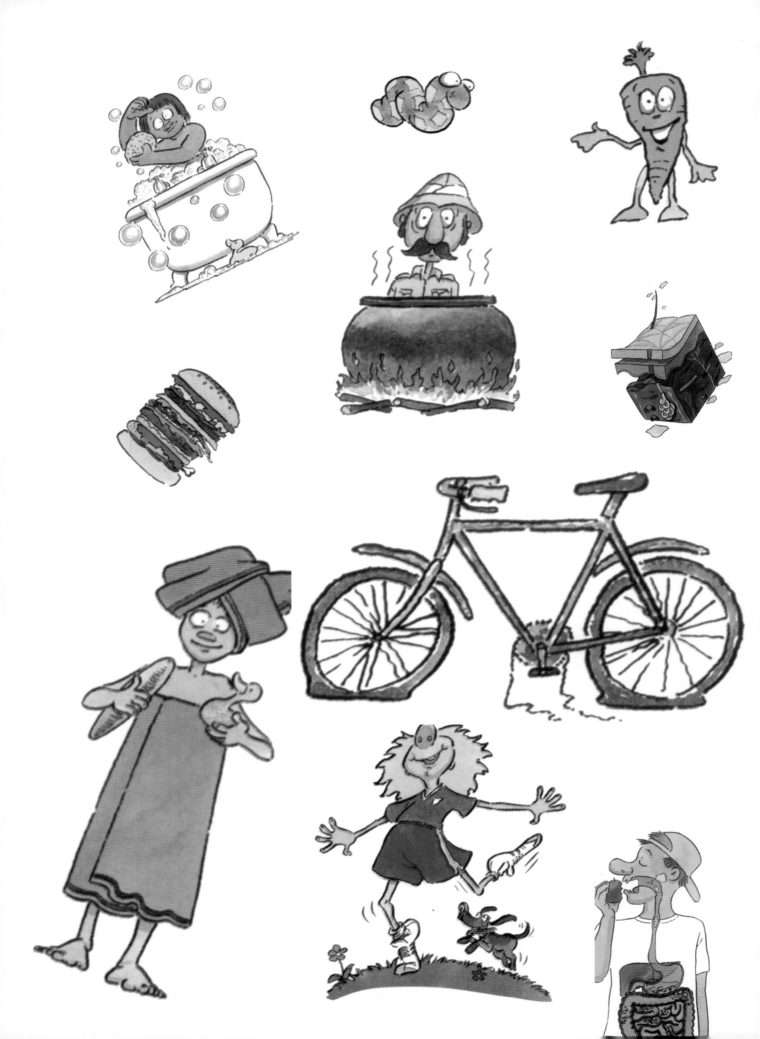